DE

L'OPÉRATION DE GRITTI

EN CHIRURGIE DE GUERRE

PAR

Le Dr Camille MEUNIER

Ancien Externe des Hôpitaux de Lyon.

LYON

A. REY, IMPRIMEUR-ÉDITEUR DE L'UNIVERSITE

4, RUE GENTIL, 4

1916

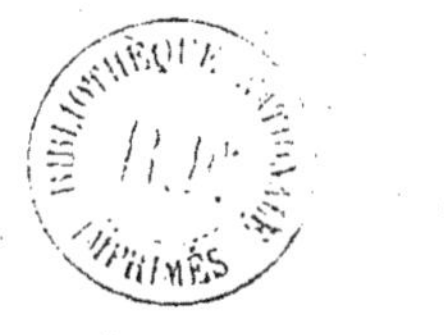

DE

L'OPÉRATION DE GRITTI

EN CHIRURGIE DE GUERRE

DE

L'OPÉRATION DE GRITTI

EN CHIRURGIE DE GUERRE

PAR

Le Dr Camille MEUNIER

Ancien Externe des Hôpitaux de Lyon.

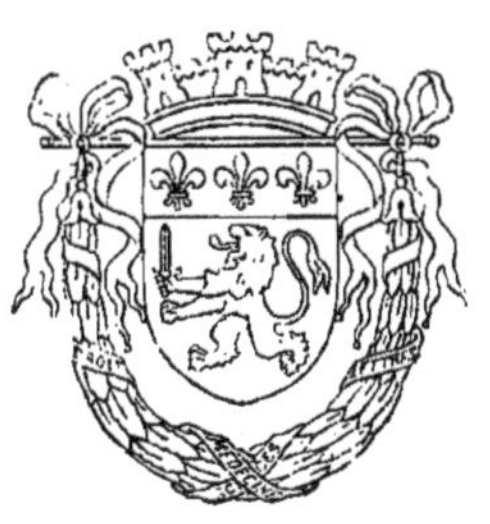

LYON

A. REY, IMPRIMEUR-ÉDITEUR DE L'UNIVERSITÉ

4, RUE GENTIL, 4

1916

A MON GRAND-PÈRE

A MA MÈRE

A MON PÈRE

A MA TANTE

A la Mémoire de Monsieur P. DREYMIEUX

A Madame P. DREYMIEUX

A MES AMIS

A mon Président de thèse

MONSIEUR LE PROFESSEUR MAURICE POLLOSSON

Professeur de médecine opératoire
à la Faculté de médecine de Lyon,

A MONSIEUR LE PROFESSEUR AGRÉGÉ G. GAYET

Chirurgien des Hôpitaux de Lyon.
Médecin chef de l'Ambulance 16/14.
Chevalier de Légion d'honneur,

A MES MAITRES

des Hôpitaux de Lyon.

PRÉFACE

Cette thèse nous a été inspirée par notre Maître le Dr Gayet, professeur agrégé à la Faculté, chirurgien des hôpitaux de Lyon. *Nous avions eu déjà l'honneur de fréquenter son service autrefois à l'hôpital de la Croix-Rousse. Nous avons été heureux de le retrouver ici, comme médecin chef d'une ambulance du front et de pouvoir le suivre des Vosges à la Somme, de la Champagne aux Côtes de Meuse.*

L'opération de Gritti, qu'il a eu l'occasion de pratiquer au cours de cette campagne, lui a donné de très heureux et de très beaux résultats qu'il a voulu nous faire publier. A un moment où l'étude comparative au point de vue fonctionnel de l'état des moignons des amputés était à l'ordre du jour, il nous a paru intéressant de donner sur ce mode d'amputation de cuisse l'opinion d'un chirurgien autorisé.

Que l'on ne cherche pas, certes, dans cet opuscule, un résumé très complet de tout ce qui a été fait et publié sur cette question. Il nous a été très difficile de pouvoir nous documenter d'une façon convenable. On ne pouvait songer, en effet, vu le peu de moyens dont nous disposions en temps de guerre et à proximité du front, à fouiller les bibliothèques. Du reste, les recherches bibliographiques n'auraient pu servir qu'à fixer quelques apercus historiques, et à mentionner plus ou moins longuement les noms de chirurgiens français et étrangers ayant apprécié diversement la méthode que nous voulons défendre. C'est une opinion que nous présentons ici, nous l'exposons tout simplement.

Qu'il nous soit permis maintenant de remercier plus particulièrement le professeur GAYET *de l'amabalité avec laquelle il a nous reçu dans son ambulance et de la confiance qu'il nous a témoignée; le* Dr DESFOSSES *pour l'obligeance qu'il a eue de nous exposer ses résultats; le* Dr FIÉVEZ *pour une observation qu'il nous a communiquée; enfin notre bon camarade et vieil ami le* Dr FLOQUET *pour toutes les démarches que notre amitié lui a imposées.*

Aux Armées, ce 13 juillet 1916.

C. MEUNIER.

DE

L'OPÉRATION DE GRITTI

EN CHIRURGIE DE GUERRE

INTRODUCTION

Si le chirurgien doit être, en temps de guerre, un « conservateur » dans la plus large mesure et si, en présence d'un blessé, il a le devoir de tenter à tout prix la conservation d'un membre il ne faudrait certes pas, à vouloir trop attendre, trop temporiser, perdre ainsi un temps précieux et reculer plus longtemps une intervention qu'il faudra tenter dans la suite dans de plus mauvaises conditions. A part des cas bien spéciaux où toute hésitation est impossible, broiement ou gangrène d'un membre, il en existe d'autres moins nets où l'on peut discuter de l'opportunité d'une intervention radicale. Une détermination bien tranchée, bien arrêtée, en pareille occasion est toujours la solution d'un problème assez troublant.

Mais l'exérèse étant décidée, se pose encore à l'esprit du chirurgien une question d'une capitale importance, celle de la variété chirurgicale, de la méthode opéra toire à employer. Nous nous plaçons, dans cette thèse, à un point de vue un peu spécial et nous envisageons uniquement l'exérèse dans le segment de membre limité par le tiers supérieur de la jambe et en haut par le tiers inférieur de la cuisse. Devrons-nous faire une simple désarticulation du genou, donner la préférence à la méthode circulaire, tailler simplement le membre en tranche de saucisson ou appliquer le procédé dit « à lambeaux » ou une de ses modifications? Le Dr Tuffier envisage lui aussi le même problème dans un article sur l'état fonctionnel des moignons des amputés de guerre.

« Une règle thérapeutique générale des amputations qui est admise par nous tous, dit-il, et que le progrès de la prothèse rendent plus impérieuse actuellement, c'est que, toutes choses égales d'ailleurs, il faut sectionner un membre le plus loin possible de sa racine. Or, la méthode circulaire donne à cet égard un maximum de rendement. Les procédés à lambeaux nécessitent une section osseuse plus élevée : ils ont donc là une infériorité; mais cette infériorité peut être largement compensée par la possibilité de faire marcher un blessé sur l'extrémité bien étoffée de son moignon qui gagne en indolence ce qu'il perd en longueur. Ce sera donc un choix à faire pour chaque cas. Il y a dans la sélection du procédé opératoire une cause d'angoisse profonde et de lourde responsabilité pour le chirurgien et là apparaît plus nettement peut-être que partout ailleurs la difficulté de poser l'indication opératoire opposée à la simplicité de l'acte opératoire lui-même.

Il faut quelques mois pour faire un opérateur, il faut des années d'expérience pour poser sagement une indication opératoire tirée de la clinique. On ne saurait mieux dire et nous faisons entièrement nôtres les conclusions pleines de bon sens de l'éminent chirurgien de Paris.

C'est encore un autre principe qu'il faut agir vite et bien. Simplicité d'exécution, rapidité dans l'intervention en même temps que vision du résultat à obtenir pour l'avenir du blessé ont été les règles qui nous ont guidé au cours des différentes opérations.

Mais à beaucoup de points de vue il y a eu, il nous semble, des excès. Le souci de la rapidité et de la simplicité du mode opératoire a conduit certains chirurgiens à repousser non seulement toute suture, mais encore à refuser les moindres lambeaux. Ils ont adopté des procédés ultra-rapides, ultra-simplistes, telle la section plane, la fameuse amputation « en saucisson ». Un chirurgien de grande valeur a défendu cette dernière avec beaucoup de chaleur et d'enthousiasme. Certes, elle ne peut être rejetée d'emblée et condamnée de prime abord, car certains cas trouvent en elle leurs indications. Mais elle nous paraît devoir être exceptionnelle et réservée seulement aux blessés arrivant à l'ambulance après avoir perdu beaucoup de sang et en état de shock grave. Cette amputation qui a eu ses fervents partisans et ses détracteurs non moins acharnés, ne doit pas être une règle, mais une exception et la ferveur avec laquelle elle a été accueillie par beaucoup d'opérateurs, tient beaucoup plus peut-être aux facilités qu'elle offrait à des chirurgiens occasionnels qu'à aucune des bonnes raisons qu'on a données pour la défendre.

Du reste, quels en ont été pour la plupart du temps les résultats? Des moignons qui mettent très longtemps à se cicatriser, qui le font très vicieusement et nécessitent souvent, plus tard, des opérations complémentaires qui ne sont pas toujours innocentes.

Il nous a semblé que, tout en opérant vite et simplement, tout en laissant les plaies largement ouvertes, le chirurgien digne de ce nom ne doit pas, parce qu'il exerce en temps de guerre et dans des conditions de confort chirurgical très relatives, oublier tout ce qu'il doit savoir de médecine opératoire. Il ne lui est pas défendu de mettre à profit ses connaissances et son expérience pour faire profiter ses blessés de procédés élégants qui ont fait leurs preuves en des périodes moins agitées. L'amputation ostéo-plastique de Gritti est un de ces procédés. Et il nous a paru qu'on n'avait pas assez souvent pensé à l'utiliser dans les formations de l'avant. C'est ainsi que le professeur Tuffier, dans son centre de prothèse de la Maison-Blanche, n'en a pas rencontré d'exemples.

Le présent travail a pour but de montrer l'injustice de cet oubli et nous apportons à l'appui de nos dires un certain nombre d'observations qui nous paraissent d'un véritable intérêt.

CHAPITRE PREMIER

DÉFINITION. — TECHNIQUE OPÉRATOIRE

L'amputation de Gritti est une amputation sus-condylienne du fémur à laquelle vient s'ajouter l'abrasion de la face postérieure de la rotule conservée dans le lambeau antérieur et destinée à se rabattre pour s'adapter à la tranche osseuse fémorale qu'elle va fermer comme une sorte de couvercle.

« Le chirurgien de Milan s'est proposé de conserver la rotule dans le lambeau, et, après l'avoir dédoublée à la scie dans le sens de l'épaisseur pour enlever le cartilage et aviver l'os, de la souder à la surface de section du fémur. La partie sous-périostique de la rotule ainsi conservée n'a perdu aucun vaisseau; elle est donc dans de meilleures conditions de vitalité que le fragment calcanéen de Pirogoff. Pour la souder au fémur, il faut d'abord la mettre, puis la maintenir en contact avec la surface du trait de scie, c'est-à-dire lutter contre l'action continue du triceps ».

Voici les différents temps de cette amputation ostéoplastique.

Tracer un grand lambeau antérieur identique à celui

que l'on ferait pour une désarticulation du genou avec ablation des condyles, en le taillant arrondi. Puis relever et disséquer soigneusement ce lambeau dans lequel on a conservé la rotule. On doit garder avec la rotule, dans le lambeau, un bout du ligament tibial et les toiles fibreuses latérales.

Sectionner ensuite muscles et tendons de la région postérieure de la cuisse à quatre travers de doigt de l'interligne, presque au niveau, dépassant très peu la future section osseuse. Procéder à une toilette soigneuse de l'épiphyse fémorale. D'un coup de scie, détacher les condyles. Ce trait de scie doit être à environ 6 centimètres de l'extrémité inférieure du fémur pour pouvoir adapter plus commodément la rotule avivée avec la tranche de section osseuse fémorale.

Dédoubler alors la rotule. Après l'avoir renversée devant la cuisse, le cartilage en l'air, embrasser ses angles latéraux dans le grand davier de Farabeuf couché à plat. On laisse excéder ainsi le plateau cartilagineux que l'on détache d'un trait de scie.

Procéder ensuite à la ligature des vaisseaux. Rabattre le lambeau antérieur. Suturer au catgut le périoste fémoral au tissu fibreux périrotulien comme le dit le professeur Maurice Pollosson. Suturer enfin les tendons et aponévroses antérieures aux tendons postérieurs puis, en dernier lieu, sutures cutanées.

Telle est, dans ses grandes lignes l'amputation de Gritti.

CHAPITRE II

INDICATIONS DE L'AMPUTATION DE GRITTI

Le chirurgien se trouve en présence d'un blessé pour lequel l'exérèse dans la région indiquée plus haut s'impose. A quel procédé doit-il donner la préférence ?

1° L'amputation de jambe au tiers supérieur, à l'endroit d'élection est-elle possible ?

En se reportant à l'opinion générale des chirurgiens qui admettent que l'on doit couper un membre le plus loin possible de sa racine, il est certain qu'on devrait pratiquer ce mode d'amputation puisqu'il donne le maximum de longueur. Toutefois, il faut se rappeler que cette variété a beaucoup perdu de sa réputation depuis l'apparition des nouveaux appareils prothétiques. Peu importait autrefois que le moignon à ce niveau fût bien matelassé, puisque, par l'intermédiaire du pilon classique, on faisait marcher les amputés sur leur genou, le moignon de jambe étant maintenu en flexion, perpendiculairement à la cuisse.

Actuellement, les perfectionnements de la prothèse permettent aux fabricants d'appareils de donner aux amputés cette satisfaction qu'ils réclament de plus en plus : une jambe artificielle dissimulant autant que possible leur difformité. Dans ces appareils, le blessé marche sur l'extrémité de son moignon et le segment du tibia conservé constitue un bras de levier capable d'imprimer pendant la marche les mouvements alternatifs de flexion et d'extension de la jambe sur la cuisse.

Mais, pour qu'un pareil résultat soit obtenu, il est indispensable que ce bras de levier soit d'une longueur suffisante : 10 à 15 centimètres par exemple. Au-dessous de cette longueur, la conservation de ce segment est plus nuisible qu'utile car le rôle du bras de levier n'est plus possible et le malade est forcé de reprendre sa position de flexion du genou et il devient nécessaire pour le fabricant de créer une fenêtre postérieure pour l'extrémité du moignon qui déborde ainsi l'appareil en arrière.

Ajoutons à ces considérations quelques remarques particulières à la chirurgie de guerre. On sait que cette dernière est une chirurgie à ciel ouvert dont sont presque toujours proscrites les sutures profondes ou cutanées. Donc, plus de moignons à cicatrices linéaires et indolentes obtenues par première intention. Mais une cicatrice de deuxième main, large, amincie, facilement irritable, dans laquelle les adhérences se sont produites entre l'os et les muscles et la peau. Bien souvent même, cette réunion sera complètement rendue impossible par rétraction des parties molles et excès de longueur de l'os (amputation dite en saucisson), et par conséquent il faudra de toute nécessité en venir à des opérations secondaires : dissection des adhérences, recoupe de l'os qui diminuera encore la longueur du segment jambier. On voit, par ces quelques considérations, que bien rares seront dans les cas de chirurgie de guerre les beaux moignons aux lieux d'élection, et qu'il y aurait tout avantage à y renoncer franchement dès la première intervention, de façon à obtenir d'emblée, en sacrifiant le segment jambier, un moignon bien étoffé, régulier et permettant un appareillage presque immédiat. C'est là ce que peut faire le Gritti que nous préfèrerions ainsi dans tous les cas où les conditions seraient défavorables pour obtenir une bonne amputation de jambe.

2° Un autre procédé d'amputation de jambe est le procédé à lambeaux, dont le type classique est le lambeau externe. Sans doute il serait possible de recouvrir la section osseuse en taillant un lambeau de cette sorte, mais l'expérience apprend qu'en raison des deux conditions défavorables suivantes : rétractilité très grande des téguments, largeur relativement considérable du bulbe tibial, il est fort difficile d'obtenir un lambeau convenable et il serait tout au moins indispensable, pour en tirer parti, de pouvoir le suturer immédiatement pour le maintenir en place et lui faire jouer son rôle de matelas. Or, nous savons que les sutures sont très rarement possibles, le lambeau se rétractera donc en mauvaise position et aboutira aux cicatrices vicieuses. D'autre part, il est extrêmement rare qu'on ait à sa disposition assez de chair et de peau saine à la jambe pour pouvoir constituer ce lambeau.

Enfin, n'oublions pas que la circulation de cette région n'est pas très active et que, surtout avec les microbes habituels à ces sortes de plaie, nous nous exposerions à des accidents de gangrène qui ruineraient complètement nos espérances.

3° On pouvait s'arrêter à la désarticulation du genou. Mais cette dernière a été condamnée par beaucoup de chirurgiens, car elle donne des résultats tout à fait défavorables.

On a répété et donné comme un principe que les désarticulations sont toujours plus graves que les amputations. Ceci n'a guère été reconnu par notre maître. Il a eu l'occasion, au cours de cette guerre, de faire des désarticulations d'épaule, de hanche, et elles ne lui ont pas paru plus faciles à s'infecter que certaines amputations. On doit convenir cependant que le genou est très sensible à l'infection, car il y a des cryptes multiples, les cartilages par la suite s'exfolient, se résorbent, d'où résultent le prolongement de la suppuration, des douleurs et la soudure des téguments aux condyles, conditions très défavorables.

Farabeuf, en parlant de ce mode d'amputation, avoue que les trois premiers moignons qu'il a vus, avaient fini tous trois par refuser tout service. Ils étaient devenus coniques dans le sens pathologique du mot, sans qu'il y eut atrophie de l'extrémité fémorale comme cela a déjà été observé.

Le professeur Tuffier, dans un mémoire cité plus

haut, « a dû pratiquer trois réamputations pour moignons douloureux inappareillables. La dissection lui a montré que la peau adhérait intimement aux cartilages atrophiés. »

En somme, la désarticulation du genou ne donne que quelques centimètres d'os en plus, et, pour obtenir ce résultat, on s'expose à des ennuis multiples et pour le blessé et pour le chirurgien.

4° Restait encore l'amputation de cuisse au tiers inférieur.

Cette amputation a déjà un inconvénient. C'est de diminuer la longueur du membre conservé. Elle se pratique en général par le procédé circulaire ou légèrement elliptique. C'est pour elle que le procédé en saucisson a surtout été proposé, car il est toujours bien entendu que très rarement nous pouvons songer à des sutures immédiates. Tous les inconvénients déjà cités plus haut se retrouvent ici au maximum.

« L'amputation par ce procédé, dit le professeur Tuffier, nous donne des cicatrices terminales qui ont toutes des défauts de siège, de forme et d'adhérence, et, sur ce point, rapports et observations d'amputés par tous les chirurgiens belligérants concordent. »

Nous revendiquons donc en conséquence la possibilité de faire, en chirurgie de guerre, sinon des opérations compliquées, du moins des amputations un peu spéciales qui donnent des moignons bien mieux étoffés, solides, résistants, permettant une marche facile sans faire courir plus de dangers aux blessés.

CHAPITRE III

APPLICATIONS SPÉCIALES DE LA MÉTHODE DE GRITTI EN CHIRURGIE DE GUERRE

Nous venons de voir dans le précédent chapitre que l'amputation de Gritti pouvait rendre des services dans un très grand nombre de cas à nos blessés de guerre. Il faut nous demander maintenant quels pourraient en être les inconvénients et quelles sont les modifications de techniques qu'il peut être nécessaire d'y apporter pour l'adapter à ces conditions bien spéciales.

Les considérations qui vont suivre ne sont pas des vues de l'esprit, mais bien le résultat de l'expérience obtenue dans une ambulance de l'avant à la suite d'essais et parfois de fautes commises qu'il importe d'éviter à l'avenir.

Ce qui prime tout dans les cas qui nous occupent, c'est de se mettre à l'abri de l'infection. Donc obtenir des sections nettes, des plaies propres, sans clapiers, ni diverticules, de laisser les tissus cruentés au contact de l'air, les ennemis les plus menaçants étant toujours des germes anaérobies. Donc on procrira presque toujours les sutures immédiates, les lambeaux devront rester étalés, parfois même retournés pour laisser l'air accéder largement à toutes leurs parties. Enfin il devra être exécuté aussi rapidement que possible, à la fois pour éviter aux blessés un choc nouveau et parce que le grand nombre des opérations à exécuter en un minimum de temps oblige le chirurgien à économiser les minutes.

Si nous transportons ces principes généraux dans le domaine limité de l'opération que nous étudions, nous verrons qu'elle ne saurait être exécutée d'une façon absolument identique à celle qui constitue la technique ordinaire du Gritti. La différence commence au moment où il s'agit de fixer la rotule. Ordinairement on maintient la tranche abrasée de cet os au contact de la section fémorale par quelques points au catgut qui unissent le périoste et le tissu fibreux périrotulien. Ce serait, croyons-nous, une pratique dangereuse en ce qu'elle aurait pour résultat de bloquer le cul-de-sac synovial supérieur du genou et d'en faire un diverticule extrêmement dangereux. Ce que nous ferons donc, c'est bien plutôt le renversement du lambeau, de façon à diriger en haut en avant la surface cruentée de la rotule et de bourrer la plaie, y compris le cul-de-sac synovial avec des mèches de gaze aseptiques ou antiseptiques (iodées, éthérées, chloroformées), ou encore imbibées d'un liquide tel que la liqueur de Dakin qui, à l'heure actuelle, a de nombreux partisans.

Mais on n'abandonnera pas pour cela l'espoir de rétablir l'adhérence fémoro-rotulienne. On reportera seulement ce temps opératoire à un moment où la désinfection étant assurée, on peut en toute sécurité s'occuper du résultat esthétique. Parfois, ce sera dès le premier pansement. Il sera possible, de laisser par son propre poids le lambeau antérieur retomber en place et c'est un fait que nous devons signaler en passant : le lambeau antérieur du Gritti a l'avantage de se remettre en place tout naturellement par son propre poids, ce que ne ferait pas un lambeau externe ou postérieur par exemple. Ici une difficulté se présente cependant. Il n'est pas douteux que, la rétraction du triceps aidant, la rotule qui n'a pas été mobilisée de suite en bonne place, a une forte tendance à rester un peu trop haut et en avant de l'extrémité inférieure du fémur sectionné. Contre cette tendance, les précautions suivantes devront être prises :

En premier lieu, la section du fémur ne devra pas être portée trop bas. Farabeuf signalait déjà cet écueil et cette faute. La rotule doit retomber naturellement et sans traction pour coiffer le cylindre diaphysaire. Dans un de nos cas, pour avoir négligé cette précaution notre Maître fut obligé de pratiquer secondairement une recoupe. C'est donc franchement au-dessus des condyles, plutôt du côté de la diaphyse que de l'épiphyse que devra porter le trait de scie.

En second lieu, dès que la désinfection de la plaie sera suffisante, on aura cherché à adapter le couvercle rotulien par des artifices divers. C'est d'abord simplement par la disposition des pièces de pansements et des tours de bandes adroitement appliqués que l'on pourra obtenir ce résultat. C'est ensuite par le moyen très pratique de bandes adhésives (le diachylon, le leucoplaste) que le lambeau sera maintenu en bonne place. Pour cela, on marchera, comme on dit, le thermomètre à la main. Si l'occlusion relative obtenue par ces adhésifs produisait une élévation de température, le pansement serait défait et l'on remettrait à un moment plus favorable la recherche du beau moignon. En général, huit à quinze jours au maximum de pansements soigneux suffisent à obtenir l'asepsie désirée et voilà encore une chose qui mérite d'être signalée, c'est la rapidité de la désinfection des lambeaux à la Gritti.

Nous attribuons ce fait à la déclivité de la région laissée béante, qui fait que le liquide s'écoule très aisément par la seule loi de la pesanteur.

Il est cependant des cas, où, malgré tous ces moyens, la rétraction du triceps aura triomphé et aura permis à la rotule de prendre des adhérences trop rapides avec la face antérieure du fémur. Bref, elle reste en position défectueuse. Dans ce cas, le plus simple est de pratiquer très précocement, vers la fin de la deuxième ou de la troisième semaine, une dissection très facile à ce moment-là, de la plaie, à libérer la rotule, à la fixer par quelques catguts, à la place qu'elle doit occuper, à réunir les chairs postérieures au catgut pour éviter tout clapier et enfin en plaçant sur la peau quelques points en ménageant un drainage latéral.

Cette méthode de la réunion secondaire, préconisée pour d'autres opérations par un certain nombre de chirurgiens, nous paraît excellente et le malade de notre observation II montre bien tout ce qu'on peut en attendre.

Amputé pour une gangrène très grave qui avait sérieusement déjà touché l'état général, il fut traité par la méthode à ciel ouvert. Cinq jours après, sa température et l'état local de la plaie autorisaient à pratiquer la suture et le dix-huitième jour il pouvait être évacué avec un moignon presque entièrement cicatrisé. Par conséquent, dans des délais guère plus longs que si on avait pratiqué la suture immédiate.

Les considérations qui précèdent nous montrent qu'avec certaines modifications et certains détours de technique, on peut arriver à une adaptation du Gritti à la chirurgie de guerre, qui, pour donner un peu plus de peine au chirurgien, n'enlève du moins au blessé aucun des avantages de cet excellent procéd.

OBSERVATIONS

Observation I

B... M..., classe 1914.

Blessé aux combats de Champagne, septembre 1915. Plaies multiples des membres inférieurs par éclats d'obus. Séton de la région postérieure du mollet droit. Fracture du péroné. Section du tronc tibio-péronier. Hématome du mollet. Début de gangrène à la face externe de la jambe.

La gangrène de la jambe droite étant très limitée, l'état général paraissant assez satisfaisant et le blessé relativement jeune, on essaie d'attendre encore quelques jours. On veut retarder ainsi une intervention radicale, espérant obtenir la limitation de la plaque de gangrène. Pour diminuer la tension douloureuse du mollet, pour évacuer l'hématome, on se contente donc de pratiquer quelques incisions libératrices. On fait la ligature du tronc tibio-péronier sectionné et de plusieurs grosses veines qui saignent. Lavage minutieux à l'éther. Drainage.

Malgré tous ces soins, à l'ouverture du pansement, le lendemain, on constate que la plaque de gangrène s'est étendue et développée sur la face externe du pied,

L'état général est moins bon ; la température s'est élevée. En présence de la gravité croissante des symptômes, on se décide à pratiquer l'amputation du membre. Le procédé choisi est la méthode ostéoplastique fémoro-rotulienne de Gritti.

Opération le 28 septembre 1915, Dr Gayet. Tracé du lambeau antérieur, puis taille de ce lambeau, en conservant la rotule. Section du fémur sus-condylienne, puis section des parties musculo-aponévrotiques à ce même niveau. Abrasion de la rotule et ligature des vaisseaux. On ne procède à aucune suture. Le lambeau antérieur est laissé rabattu en haut et pansé à plat. La température tombe progressivement les jours suivants. Lorsque celle-ci est revenue à la normale, on laisse le lambeau antérieur retomber de son propre poids. La rotule vient ainsi se fixer en bonne place sur la tranche osseuse fémorale.

Les suites sont excellentes. Le blessé est en très bonne voie de cicatrisation et le moignon s'annonce comme devant avoir une très jolie forme lorsque, malheureusement, un ordre de départ arrive soudain pour l'ambulance. On laisse le blessé aux soins de celle qui vient relever le personnel de l'ancienne. 18 octobre 1915.

Observation II

H... P.., sous-lieutenant au ...e d'artillerie à pied. Classe 1909.

Plaies multiples par éclats d'obus. Fractures.

A l'entrée à l'ambulance, le blessé, outre de très

nombreux petits éclats d'obus intéressant la fesse, la région dorso-lombaire, le bras droit, présente à la face postéro-interne de la jambe droite trois plaies larges et irrégulières. Il y a en plus fractures comminutives du tibia et du péroné.

15 mai. — On pratique immédiatement une désinfection minutieuse de la plaie; on enlève les esquilles et on draine par une large contre-ouverture postérieure. Pansement.

La température monte dès le lendemain. Le troisième jour elle persiste, plus élevée même, au voisinage de 40 degrés. L'état général est mauvais. A l'ouverture du pansement on constate : au voisinage de la plaie, sur la face interne de la jambe, une plaque de gangrène bleu-bronzée, et, par pression de cette zone vers la plaie, on ramène quelques bulles de gaz.

L'état du blessé est alarmant. Son aspect est septicémique. Il y a de l'ictère, du subdélire. D'autre part, la perte de substance osseuse est considérable et laisse des doutes sérieux sur la conservation du membre.

L'amputation est décidée. Les lésions des parties molles remontant presque jusqu'à l'interligne articulaire ; on donne la préférence à la méthode de Gritti.

19 mai. — *Opération* (Dr Gayet).

Lambeau antérieur. Section à la scie transcondylienne. Section des parties molles postérieures. Abrasion de la rotule. Pas de sutures osseuses ni cutanées. On laisse le lambeau antérieur relevé et on panse à plat.

24 mai. — La rotule ne s'applique pas bien sur la tranche fémorale et glisse en haut. On a été trop par-

cimonieux pour la section osseuse et le fémur n'a pas été scié assez haut. Sous anesthésie on recoupe 2 centimètres de fémur. Curettage et nettoyage soigneux de la plaie qui est restée aseptique. On suture alors la rotule avec le fémur, périoste à périoste ; de même on suture les muscles et la peau.

26 mai. — La température a légèrement monté. On fait sauter un point de suture et on place un drain. Les jours suivants la température redescend immédiatement pour se maintenir à la normale.

3 juin. — On enlève le drain et on supprime les fils. A ce moment le moignon est presque entièrement cicatrisé avec une jolie forme. La rotule est bien en place et la pression, même forte à son niveau, n'est pas douloureuse.

6 juin. — Le malade est évacué.

A la date du 9 juin nous avons reçu des nouvelles. Hospitalisé dans un hôpital parisien, le blessé nous dit que tout va pour le mieux et que sa plaie est cicatrisée. Au premier pansement, le chirurgien lui a fait des compliments pour le beau résultat de l'opération et sur la forme idéale de son moignon.

Observation III

Extrait du carnet chirurgical de l'ambulance 8/2 1916, n° 85.

V..., maréchal des logis au ...e régiment d'artillerie, 4e batterie. Blessé le 18 mai 1916, à 17 h. 20, au cours d'un bombardement à Sommedieue.

Arrivé à l'ambulance le même jour à 17 h. 40.

La jambe gauche a été sectionnée presque complètement un peu au-dessus de sa partie moyenne par un volumineux éclat d'obus. Pour la détacher, le médecin du régiment a donné un coup de ciseaux sur la peau de la face postérieure du segment. Deux garrots : l'un au-dessus des lésions, l'autre au-dessus du genou, ont arrêté une très forte hémorragie.

Le blessé est vigoureux, très musclé, à tissu graisseux abondant. Il est porté immédiatement sur la table d'opération et opéré à 18 heures, soit quarante minutes environ après sa blessure.

Amputation sus-condylienne du fémur avec ostéoplastie fémoro-rotulienne (Dr Fiévez).

Après application de la bande d'Esmarch à mi-cuisse, les garrots sont levés et le moignon sanglant isolé dans un pansement épais, serré vigoureusement juste au-dessus des lésions. Désinfection iodée de la peau. Large lambeau descendant bas jusque sous la tubérosité tibiale antérieure. L'articulation du genou contient un liquide séro-hématique dû à une fissure du tibia partie du foyer de fracture.

Section du fémur au ras de la partie supérieure des condyles Section des chairs postérieures au niveau de la section osseuse. On constate l'existence d'une infiltration sanguine le long des vaisseaux poplités avec dissociation des têtes des muscles jumeaux dont les débris sont enlevés avec soin ; les sciatiques poplités, accolés, semblent avoir été étirés ; ils sont réséqués après ligature lâche.

Le lambeau antérieur retroussé, la rotule est saisie

bilatéralement avec le davier de Farabeuf; un trait de scie enlève complètement son revêtement cartilagineux et aplanit sa face postérieure. L'os est rabattu sans difficulté sous la section fémorale. Le lambeau antérieur rabattu en même temps est cousu superficiellement par trois points à la tranche postérieure. On ne peut s'empêcher de penser aux amputés des anciens chirurgiens dont Farabeuf rapporte, un peu ironiquement, qu'à peine opérés ils paraissaient guéris.

Pansement compressif pour assurer le contact fémoro-rotulien.

19 mai. — La température rectale est de 39 degrés. Le blessé n'a pu dormir qu'après une injection de 1 centigramme de morphine. Il se plaint de fourmillements dans les orteils. Il nous apprend que, depuis une huitaine, il était exempt de service pour « courbature fébrile ». Les parties superficielles du pansement sont changées, et la bande un peu moins serrée.

20 mai. — Le blessé a dormi, mais reste sans appétit. Renouvellement du pansement. Plaie en excellent état.

21 mai. — Le blessé dort et s'alimente. Les douleurs ont complètement cessé; la température baisse progresssivement.

22 mai. — Le défaut de place oblige à évacuer le blessé après renouvellement du pansement qui permet de constater l'évolution parfaite du moignon, indolore en tous points. Sans qu'on puisse l'affirmer absolument, la palpation semble indiquer que la synthèse fémoro-rotulienne existe toujours.

Observation IV

S... H .., caporal, ...[e] d'infanterie, ...[e] compagnie de mitrailleuses.

Fracture de la jambe gauche par accident de voiture. Broiement du tibia dans sa longueur. Dilacération énorme des parties molles. Contusions multiples. Plaie anfractueuse du creux ischio-rectal.

L'accident a eu lieu à 13 heures. A 14 heures, le blessé entre à l'ambulance. Il est aussitôt porté à la salle d'opérations.

En présence des lésions : broiement du tibia dans ses trois quarts inférieurs, fissure qui se prolonge jusque vers sa tubérosité, vaste plaie anfractueuse de la face interne et de la face postérieure de la jambe, l'amputation de cette dernière est décidée. On a tout d'abord l'intention de la pratiquer au lieu d'élection et comme les téguments sont absents à la face interne de la jambe, on donnerait la préférence au procédé à lambeau externe de Bell et Sédillot. Mais la largeur de ce dernier lambeau est insuffisante et avec la rétraction inévitable après l'opération, on aurait une surface tibiale dénudée et un très mauvais moignon.

On décide de faire un Gritti.

Opération, 22 juin. — Dr Gayet.

Taille du lambeau antérieur. Section des tendons, puis section du fémur au-dessus des condyles, à 6 centimètres environ de l'extrémité inférieure. La rotule prise entre les mors du davier de Farabeuf, on abrase sa face postérieure d'un trait de scie. Ligature des vaisseaux. Pansement. On ne fait aucune suture. Le lambeau antérieur n'est pas rabattu, la plaie reste largement ouverte. On se contente de placer des mèches et on panse à plat.

Les suites sont excellentes. La température monte légèrement le soir. Elle redescend le lendemain et pendant quatre jours, oscille entre 37°4 et 38°2. Le quatrième jour, elle est à 36°8.

26 juin. — Premier pansement. On enlève les mèches. La plaie est d'un bel aspect. On se contente de placer des mèches de gaze iodoformée de chaque côté du fémur. Le lambeau antérieur est rabattu et maintenu, attiré en bas pendant que l'on s'assure que la face postérieure de la rotule s'applique bien contre la tranche osseuse fémorale.

Pansement sec. Une lanière de leucoplaste partant du triangle de Scarpa et descendant parallèlement au fémur contourne la face inférieure de la cuisse, puis remonte haut sur la face postérieure de cette dernière. En contenant ainsi le pansement, elle permet au lambeau antérieur de bien rester en place et, par suite, elle assure l'application de la rotule sur la tranche fémorale.

Dans le même but, une autre lanière de leucoplaste, partant très haut de la face externe de la cuisse, redescend sur sa face inférieure, croise la première à angle droit et revient se fixer sur la face interne de la cuisse. Une troisième lanière est disposée circulairement à quelques centimètres de l'extrémité inférieure du moignon et maintient les deux autres. Cette sorte de muselière, en contenant le pansement, assure en

PHOTO DU GRITTI DE L'OBSERVATION IV.

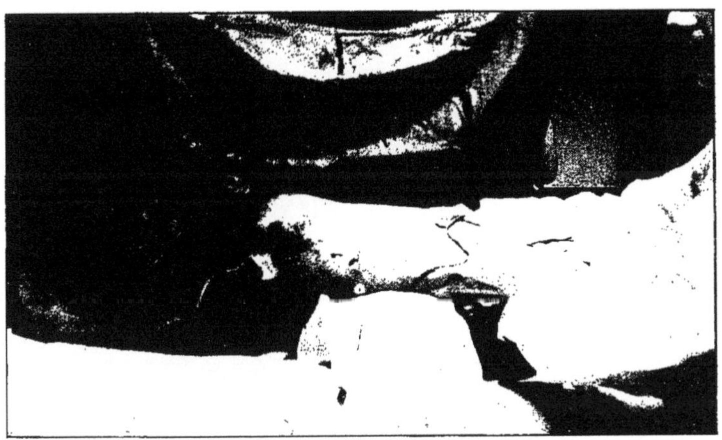

S... Henri. – Opération de Gritti.

Intervention, 22 juin. Photo prise le 4 juillet.

même temps la fixité du lambeau antérieur et la bonne application de la rotule. Pour éviter tout mouvement défavorable au blessé, par suite toutes chances de contraction de son triceps, on applique un plâtre en forme de T sur la paroi abdominale et sur la cuisse, de façon à envelopper cette dernière, telle une tuile plâtrée, sur la moitié seulement de sa circonférence.

On panse ensuite la plaie ischio-rectale et on bourre la cavité de mèches de gaze iodoformée. Cette plaie anfractueuse ne donne pas d'inquiétudes, mais en donnant de la température elle pourrait fausser les résultats de la courbe. On surveillera attentivement cette dernière.

27 juin. — La température est à 39 degrés.

En présence de cette ascension brusque, on fait transporter le blessé à la salle d'opérations. On enlève le leucoplaste, le pansement. La plaie est belle, mais suintante. On lave à l'eau oxygénée, on place quelques mèches de gaze, on panse à plat, mais sans fermer la plaie cette fois par un corset de leucoplaste. On réapplique le plâtre.

La courbe thermique descend et tombe bientôt à la normale, où elle se maintient.

4 juillet. — Suites excellentes. On refait un nouveau pansement. L'évolution de la plaie marche bien. Elle a un très bel aspect. Le lambeau antérieur, abandonné à lui-même, tend à recouvrir toute la surface de section, la rotule est en très bonne position. On prend une photographie du moignon.

10 juillet. — La plaie du Gritti est presque complètement cicatrisée. La rotule n'est pas en très bonne

position, elle se trouve légèrement oblique par rapport à la tranche osseuse fémorale. On se propose de la remettre en bonne place, mais on est retardé dans cette intervention par l'apparition à la cuisse droite d'abcès résultant de la suppuration d'hématomes. Le blessé avait déjà eu à ce niveau, autrefois, une blessure. On incise les abcès et on draine.

13 juillet. — Plaie du Gritti toujours en excellente voie de guérison.

CHAPITRE IV

DISCUSSION

Cette méthode d'amputation a été diversement jugée par les chirurgiens et quelques reproches lui ont été adressés. Nous les examinerons successivement à tous les points de vue : infection, rapidité d'exécution, résultat pratique et fonctionnel du moignon.

On a reproché au Gritti, comme on l'a fait aux méthodes à lambeaux, de donner une plaie plus grande, plus anfractueuse, plus à l'abri de l'air, plus fermée, et, par conséquent, prédisposée à l'infection. Il n'en est rien. Les pansements doivent maintenir écartés les lambeaux, le volet antérieur ostéo-musculo-cutané ne se rabat pas sur la tranche de section de la cuisse et des mèches de gaze s'interposent entre ces deux surfaces. On peut donc dire que la plaie est encore plus ouverte que lorsque cette dernière, dans la méthode plane ou circulaire, a été étranglée par une ceinture de peau rétractile faite à ce niveau.

Quant à la complexité d'intervention opposée à la célérité opératoire, on peut dire que la section des parties molles au niveau du Gritti a cet avantage d'être très rapide, très simple, de permettre une découverte immédiate de l'os et une section très facile de ce dernier. Le couteau, du reste, rencontre presque uniquement des tissus tendineux et aponévrotiques qui laissent un jour très grand. On n'ouvre en quelque sorte que très peu de gaines et par là on élimine mieux la possibilité d'infection ascendante. L'abrasion de la rotule n'offre aucune complication et ne demande qu'un temps très minime. Le davier de Farabeuf maintenant ferme cet os entre ses mors, il faut environ trente secondes à un opérateur exercé pour détacher d'un trait de scie le cartilage postérieur.

Nous nous arrêterons plus longtemps à une objection de Le Fort.

« Le Fort doutait aussi que, même la réussite opératoire étant parfaite, les mutilés pussent ordinairement marcher longtemps sur la rotule. Le moignon ne prouve rien à cet égard puisque la rotule au lieu de se souder horizontalement au fémur comme on l'obtient maintenant avec de la propreté, des coupes planes et des sutures postérieures et latérales bien faites s'était fixée obliquement, et, de sa pointe, formait une saillie intolérante. L'opération avait été faite en 1871, à Nancy, par un chirurgien allemand sur un soldat français. Le moignon était beau, la cicatrice complètement postérieure, mais la saillie du sommet rotulien s'était toujours refusée à servir de point d'appui. Il m'a paru que le fémur n'avait perdu que ses condyles et par conséquent n'avait pas été assez raccourci, faute lourde. »

Cette objection apparaît plus sérieuse mais nous ne

nous y arrêterons qu'un instant. Certes il est toujours à craindre en effet que la rotule ne soit attirée par la rétraction du triceps et, ne s'appliquant plus franchement sur la tranche fémorale, vienne faire saillie à l'intérieur du moignon. Malgré l'assurance que l'on peut avoir d'obtenir par la suture une fusion solide et intime des deux os, il faudra toujours surveiller cette adhérence. Mais il suffit que Le Fort ait signalé ce point particulier très important de technique opératoire, il suffit que nous ayons nous-même au cours d'un Gritti commis pareille faute, pour qu'à l'avenir l'on soit prévenu. Cette dernière est très facilement évitable.

« Pour établir le contact, dit Farabeuf, c'est-à-dire pour replier la rotule sous le fémur, il faut avoir scié environ 6 centimètres de cet os. Le maintien de cette adaptation sera d'autant plus difficile que le triceps sera plus distendu et plus libre de se rétracter. Les précautions méticuleuses pour immobiliser le moignon, neutraliser les contractions du muscle et éviter l'amaigrissement ne sont pas non plus à dédaigner ».

Certes, pour mettre la rotule bien en place et la maintenir dans sa position définitive, mieux vaudrait suturer. Secondairement nous l'avons fait deux fois. En plus, nous avons pris toutes les « précautions méticuleuses » dont parle Farabeuf. Si le poids du lambeau lui-même déjà permet de faire retomber la rotule, il ne suffit pas entièrement pour maintenir cette dernière en bonne place. Après s'être assuré de la bonne position de la rotule, il faut, par un pansement bien fait, la comprimer légèrement sur la surface du fémur. Pour modérer la rétraction du triceps, on place la cuisse dans une position de relâchement et pour parer à la mobilisation de la cuisse, pour empêcher tout effort musculaire défavorable, on applique un plâtre en forme de tuile sur la paroi abdominale et la moitié antérieure de la cuisse.

Nous insistons surtout car c'est là le point essentiel sur la nécessité de sectionner le fémur à l'endroit où l'épiphyse s'unit à la diaphyse. à l'endroit par conséquent où le cône fémoral devient un cylindre, c'est-à-dire à une distance d'environ 6 centimètres de l'extrémité inférieure condylienne.

Au point de vue état fonctionnel du moignon que donne l'opération de Gritti, nous avons trouvé dans Farabeuf les réflexions suivantes :

« Je continue à croire que la face cutanée de la rotule avec ses bourses muqueuses et sa sensibilité bien connue est peu capable de porter, alternativement avec l'autre jambe tout le poids du corps pendant une marche de quelques heures renouvelée chaque jour. J'appréhende la nécessité d'avoir quand même à sa disposition un appareil d'appui sous-ischiatique pour laisser de temps en temps reposer la surface rotulienne endolorie des amputés véritablement actifs. Cependant, l'on bâte un âne sans lui écorcher l'échine et le crochet du bourrelier sait creuser le collier au droit de la saillie de l'épaule des chevaux maigres. Donc, il est relativement facile de construire et d'entretenir un coussin déprimé ou annulaire sur lequel s'appuie la partie périphérique du moignon et de la rotule, tandis que le centre peu tolérant de cet os reste dans le vide. »

Outre que les réflexions précédentes ne paraissent

PHOTO DU GRITTI DE L'OPÉRÉ DU Dr GAYET.

(Avant la guerre, 1911).

Moulage de la Faculté.

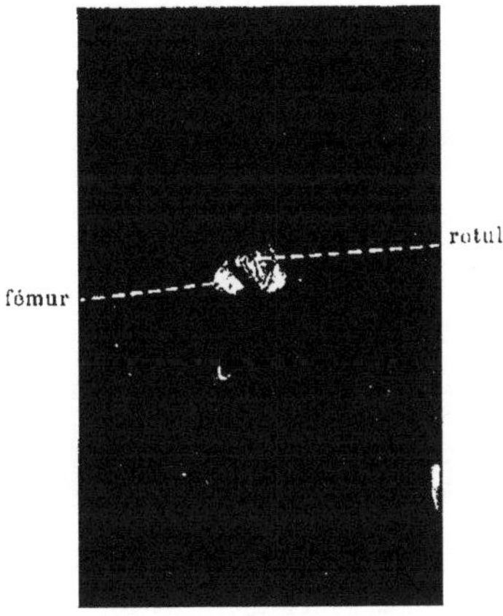

Pièces anatomiques.

La rotule est soudée en bonne position à la tranche de section fémorale.

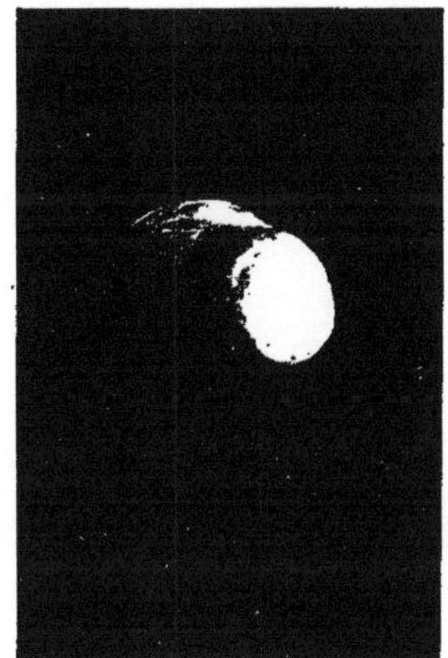

Moulage du moignon.

pas résulter d'une donnée expérimentale et qu'elles sont une hypothèse tout à fait gratuite, l'auteur lui-même en atténue du reste la portée en y ajoutant des restrictions parfaitement logiques. Toutefois, il nous apparaît que certaines gens se livrant à des professions exigeant ce contact permanent et prolongé de la rotule sur le sol, telles, par exemple, les lavandières ou les cireurs de parquets ne souffrent pas tellement de leur rotule qu'elles doivent interrompre souvent leur travail, ou même cesser complètement leur métier. Enfin, pour justifier la valeur fonctionnelle des moignons que donne l'opération de Gritti, nous avons le résultat obtenu chez l'un des amputés du Dr Gayet. Cet opéré, avec un appareil prothétique qui utilise uniquement la surface rotulienne, ne s'est jamais plaint d'aucune douleur pendant une marche même de longue durée et supporte admirablement, avec sa rotule, le contact de sa jambe artificielle.

D'autres observations d'origine lyonnaise publiées avant la guerre avaient également démontré l'excellence des résultats fonctionnels que donne la méthode de Gritti (voir observations, Drs Viannet et Truchet, *Loire médicale*, 1907).

Le Dr Desfosses, chirurgien du centre orthopédique de Clermont-Ferrand, a pratiqué plusieurs opérations de Gritti. « Il a été très satisfait, nous écrit-il, de cette méthode d'amputation. Il en a plusieurs beaux cas à son actif et partage entièrement les opinions de notre Maître le Dr Gayet.

CONCLUSIONS

I. — La chirurgie de guerre à l'avant, si elle nécessite à la fois la rapidité dans l'intervention avec comme corollaires naturels la moindre complexité des manœuvres opératoires, et le souci d'éviter plus tard toutes chances d'infection possible, doit cependant viser, surtout quand il s'agit d'une opération sur les membres, à la meilleure utilisation tardive de la fonction de ces derniers. Elle ne dispense donc pas le chirurgien de connaître sa médecine opératoire.

L'application judicieuse des procédés variés de désarticulation et d'amputation peut, en effet, améliorer considérablement l'avenir du blessé. En lui permettant la pose d'un meilleur appareil prothétique, elle lui facilitera par la suite la marche et le travail, tout en lui épargnant bien des douleurs.

II. — Dans la chirurgie de guerre à l'avant, la méthode de Gritti mérite de ne pas être rejetée, de prime abord sous le prétexte de complexité opératoire, ou sous l'accusation de plus grande facilité d'infection. Les observations originales que nous présentons nous montrent au contraire que ce genre d'amputation est non seulement possible sans faire courir de risques aux blessés mais encore qu'elle donne à tous points de vue de très bons résultats immédiats et que, par la suite, les résultats éloignés devront facilement s'en ressentir.

III. — Les avantages immédiats de ce mode d'amputation sont :

La facilité plus grande de la section de l'os sans avoir besoin de rétracteur spécial ;

L'existence de la déclivité de la plaie permettant ainsi de la façon la plus heureuse l'écoulement des liquides ;

La possibilité de laisser pendant les premiers jours la plaie largement ouverte et même étalée par renversement donnant ainsi une plaie à ciel ouvert aussi complète que celle qu'aurait produite l'amputation dite « en saucisson ».

IV. — Les résultats éloignés, que l'on doit surtout envisager ne seront pas moins satisfaisants :

La cicatrice postérieure, non terminale, est, par conséquent, beaucoup moins exposée du fait des pressions dues à l'appareil de prothèse aux ulcérations secondaires ;

La formation d'un moignon renflé au bout, d'un très bel aspect, solidement matelassé puisqu'il est renforcé par une surface osseuse arrondie.

Ces bons résultats, contrairement aux vues de l'esprit des premiers contradicteurs de la méthode ont été confirmés par les faits.

V. — En chirurgie de guerre, selon le degré d'infection, l'amputation de cuisse par le procédé de Gritti se cicatrisera par seconde intention, surveillance de la rotule, un pansement à plat, ou bien, dans les cas favorables, après désinfection minutieuse de la plaie, par rapprochement secondaire précoce, ce qui peut donner, comme le prouve l'observation II des résultats presque aussi beaux, presque aussi rapides que la réunion immédiate.

BIBLIOGRAPHIE

FARABEUF. — *Précis du Manuel opératoire.*

Pr TUFFIER. — Etat fonctionnel des moignons des amputés de guerre en 1914-1915 *(Archives de Médecine et de Pharmacie militaires*, mars 1916).

TABLE DES MATIÈRES

Lyon. — Imprimerie A. Rey, 4, rue Gentil. — 71832

www.ingramcontent.com/pod-product-compliance
Ingram Content Group UK Ltd.
Pitfield, Milton Keynes, MK11 3LW, UK
UKHW020445180726
13839UKWH00004B/1630